I0484942

Pharmacologic na paliwanag para sa naobserbahang pagkakaiba ng kasarian sa paggaling mula sa kawalan ng pakiramdam.

Pharmacologic explanation for the observed gender difference in recovery from anaesthesia

Wikang Filipino
para sa mga
Manggagawang Pangkalusugan

Filipino Language
For
Healthcare Workers

Anestetik Pharmacology 101

Yéwandé Òkúnọ́rẹ̀n-Òyekénù, DBAc
Cristine C. Aguinaldo

Copyright Information

Title: Pharmacologic na paliwanag para sa naobserbahang pagkakaiba ng kasarian sa paggaling mula sa kawalan ng pakiramdam.
Subtitle: Anestetik Pharmacology 101
Contributors: Yewande Okunoren-Oyekenu, Cristine Aguinaldo
ISBN: 978-1-4583-7179-9
Imprint: Lulu.com
Edition: International edition
Edition Statement (/ 255)-
License: All Rights Reserved - Standard Copyright License
Copyright Holder: Yewande Okunoren-Oyekenu
Copyright Year: 2022

SINOPSIS

Ang aklat na ito ay para sa mga propesyonal sa pangangalagang pangkalusugan at sa publiko na interesado sa kung paano nagkakaroon ng mga epekto ang mga ahente ng pampamanhid. Nagbibigay ito ng mahahalagang impormasyon tungkol sa impluwensya ng kasarian at etnisidad sa metabolismo ng mga pangkalahatang ahente ng pampamanhid. Ang epekto ng uri ng operasyon ay tinalakay din, na may pagtuon sa paggaling mula sa kawalan ng pakiramdam pagkatapos ng rhinoplasty. Dahil sa popular na pangangailangan na ipaliwanag ang aking mga resulta ng pananaliksik, isinulat ko ang aklat na ito na tinatawag na Anestetik Pharmacology 101 bilang patnubay sa isang nakasentro sa pasyente na diskarte sa pagsasanay sa pampamanhid at mga pagsasaalang-alang para sa regimen ng dosis sa isang kasarian at etnikong paraan para sa pinakamahusay na mga resulta sa pagbawi mula sa pangkalahatan pampamanhid. Ang Anestetik Pharmacology 102, isang masulong na pharmacokinetic na pag-aaral, ay makukuha kapag hiniling bilang isang powerpoint presentation para sa mga layuning pang-edukasyon. Sana ay masiyahan ka sa pagbabasa ng librong ito.

Salamat.

Yewande Okunoren-Oyekenu

TALAAN NG NILALAMAN

KABANATA 1

KASARIAN AT ETNISIDAD SA PAGBABAWI MULA SA ANESTETIK

Noong 2001, Ortolani, Conti, Sall, et al. (2001) ay nag-ulat na apatnapu't limang Black Africans ng etnisidad ng Senegal ay tumagal ng mas mahabang oras upang makabawi mula sa propofol na kawalan ng pakiramdam kung ihahambing sa isang katumbas na bilang ng Caucasians ng Italian na kinagisnan batay sa ebidensya mula sa isang bispectral index ng propofol metabolismo. Sa loob ng parehong panahon, isang Australian na pag-aaral ni Myles et al. (2001) ay nag-ulat ng mga pagkakaiba ng kasarian sa dalawang daan at apatnapu't isang lalaking pasyente at dalawang daan at dalawampu't dalawang babaeng pasyente na sumasailalim sa operasyon na may propofol na pampamanhid.

Ang mga babaeng pasyente na nagreresulta mula sa mga pagkakaiba sa hormonal na nakaapekto sa metabolismo ng propofol na pampamanhid ay nakabawi ayon sa pagsukat ng pagbubukas ng mata at pagsunod sa mga utos ngunit nag-ulat ng higit pang mga komplikasyon pagkatapos ng operasyon (Myles et al. 2001).

Kinikilala ng mga mananaliksik ang mga pagkakaiba ng kasarian at lahi sa metabolismo. Ilang pag-aaral ang isinagawa pagkatapos ngunit may higit na pagtuon sa mga klinikal na parameter ng lahi at mas kaunting pag-aaral sa mga pharmacokinetics ng lahi at mga pagkakaiba sa pharmacokinetic na batay sa kasarian. Ang pag-unawa sa pagkakaiba sa pagitan ng mga lalaki at babae ay mahalaga sa pagpapanumbalik ng katawan sa isang estado ng kamalayan pagkatapos ng operasyon na may pampamanhid. Okunoren-Oyekenu et al (2014) at mga mananaliksik sa buong mundo ay naobserbahan ito at ang kawalan ng pakiramdam ay maaaring ihinto kung ang mga pakikipag-ugnayan sa droga-droga ay nangyari. Ang mga pagkakaiba sa pagitan ng mga lalaki at babae tungkol sa pagiging sensitibo ng sakit ay maaaring mangyari na maaari ring humantong sa isang pagkaantala sa pagpapanumbalik ng katawan sa isang estado ng kamalayan (Ellermeier et al., 1995; Feine et al., 1991; Gutiérrez Lombana & Gutiérrez Vidál, 2012).

Ang pagkakaiba-iba sa kasarian para sa pagbubuklod sa μ (Op3) na receptor ay humahantong sa mga pagkakaiba sa threshold para sa sakit sa kasarian (Zubeital et al., 1999). Ang mga babaeng pasyente sa Okunoren-Oyekenu et al. (2014) na pag-aaral ay nagkaroon ng mas maraming post-operative backaches at pananakit ng ulo kaysa sa mga lalaki. Sa pangkalahatan, ang mga babae sa thiopental na pampamanhid ay may mas maraming komplikasyon pagkatapos ng operasyon kaysa sa mga babae sa propofol na pampamanhid. Ang mga lalaki ay may mas mahusay na estado sa pagbawi kaysa sa mga babaeng may anestetiko na pinag-aralan. Dahil sa pagtaas ng posibilidad na magkaroon ng lumbar lordosis, migraine, at pananakit ng ulo, ang mga kababaihan ay mas nasa panganib ng mga komplikasyon pagkatapos ng operasyon tulad ng pananakit ng likod, pananakit ng ulo, at pagduduwal (Ajuzieogu et al., 2011; Murrie et al., 2003; Stadler et al., 2003).

Ang sedative premedication ay tinanggal sa mga pasyente ng Okunoren-Oyekenu et al. (2014) pag-aaral. Ayon kay Stadler et al. (2003), "ang kasarian ng babae, katayuan sa hindi paninigarilyo, at pangkalahatang kawalan ng pakiramdam ay nagpapataas ng parehong pagduduwal at pagsusuka pagkatapos ng operasyon. Kung ang sedative premedication ay ginamit sa kanilang pag-aaral ng mga itim na pasyente, hindi sigurado kung ang mga pharmacokinetics ng anestetiko na pinag-aralan ay iba. Maurice-Szamburski et al. (2015) ay walang nakitang kabuluhan sa pagitan ng sedative premedication na may lorazepam at perioperative na karanasan. Sa panahon ng post-operative, Kim et al. (2017) ay walang nakitang kabuluhan sa pagitan ng sedative premedication na may midazolam at pagbawi. Ang mga karagdagang pag-aaral ay kailangan patungkol sa mga epekto ng mga pre-operative na gamot at katayuan sa paninigarilyo sa pagbawi mula sa kawalan ng pakiramdam.

Ang endotracheal tube intubation ay naiugnay sa post-operative na pamamaga ng lalamunan at pamamalat, na humahantong sa post-operative na pamamaga ng lalamunan na na-rate sa sampung pinakamasamang komplikasyon pagkatapos ng operasyon (Christensen et al., 1994; Jaensson et al., 2014; Loeser et al. ., 1980 at Macario et al., 1999). Gayunpaman, may mga magkasalungat na ulat sa mga epekto ng kasarian ng endotracheal tube sa namamagang lalamunan (Canbay et al., 2008; Myles et al., 2001). Jaensson et al. (2014) ay pinag-aralan ang mga epekto ng endotracheal tube sa kasarian at napagmasdan na walang pagkakaiba sa kasarian sa saklaw ng post-operative na pamamaga ng lalamunan at pamamalat, na maaaring maiugnay sa paggamit ng pinababang laki ng endotracheal tube sa mga kababaihan. Ang pag-aaral ni Myles et al. (2001), Ajuzieogu et al. (2011), at Fenta et al. (2020) ay napansin ang mga pagkakaiba ng kasarian sa post-operative na insidente ng pamamaga ng lalamunan. Upang makagawa ng makabuluhang konklusyon sa istatistika sa mga pag-aaral sa paghahambing na matalino sa kasarian, ang bigat ng mga lalaki at babae ng pananaliksik ay dapat na maihambing. Ang mga gamot na pampamanhid ay ibinibigay ayon sa timbang (mg/kg) bilang isang pamantayang kinakailangan, na ginagawang makatwiran ang mga resulta ng kanilang pag-aaral. Gayunpaman, ang iba pang mga kadahilanan tulad ng hormonal, neuroanatomical, at physiological na pagkakaiba sa kasarian ay nakakaapekto sa metabolismo ng droga, na nagreresulta sa pagkakaiba na iniulat ng mga mananaliksik.

Ang ilang mga pag-aaral na may kaugnayan sa mga pagkakaiba sa lahi ay nag-ulat na ang pagbawi mula sa kawalan ng pakiramdam sa mga pasyente ay mas mabilis sa mga Caucasians, na sinusundan ng mga Brazilian, at pagkatapos ay ang mga Kenyans ang may pinakamasamang paggaling sa lahat ng tatlong grupo na pinag-aralan (Ortolani, O., Conti, A., Ngumi, et al., 2004). Kapag ang mga pasyenteng Chinese, Indian, Malaysia, at Caucasian ay inihambing, ang mga pasyenteng Chinese at Caucasian ay mas mabilis na nakabawi, ang mga Malaysian at Indian ay may mas mabagal na paggaling, ngunit ang mga Indian ay nagkakaroon ng pinakamatagal na oras sa pagbawi mula sa kawalan ng pakiramdam (Ortolani, Conti, Chani, et al., 2004). Natarajan et al. (2011) kumpara sa limampung puti at limampung itim na pasyente sa Britain at nakakuha ng mga katulad na resulta sa Ortolani, Conti, Sall, et al. (2001). Sa halip na magbigay ng isang karaniwang dosis sa lahat ng mga pasyente, ang mga pasyente ay anesthetized sa pamamagitan ng pangangailangan ng lahi, na nangangahulugang isang mas mababang dosis ng propofol upang simulan ang kawalan ng malay ay kinakailangan sa mga itim kaysa sa kanilang mga puting katapat (Natarajan et al., 2011). Sa US, ang isang paghahambing ng labinlimang itim at dalawampu't walong puting pasyente ay nagsiwalat ng mga pagkakaiba sa magkabilang grupo na may paggalang sa kanilang pangkalahatang karanasan sa operasyon (Dos Santos Marques et al., 2020). Gayunpaman, kapag ang sakit sa post-operative sa limang daan at walumpu't limang pasyente ay nasuri ayon sa edad at kasarian, walang makabuluhang pagkakaiba sa klinikal sa kabila ng pag-uulat ng mga nakababatang nasa hustong gulang na tumaas ang mga marka ng sakit (Kanaan, 2021).

Puri et al. (2011) pinag-aralan ang propofol pharmacokinetics sa mga pasyenteng Indian, at ang mga resultang nakuha ay 5,500ng/ml sa 2min at 0ng/ml sa 24 oras pagkatapos ng induction ng pampamanhid para sa mga kirurhikong pamamaraan na tumatagal ng dalawang oras o mas kaunti. Hindi lubos na nauunawaan kung ang mga pagkakaiba sa lahi ay umiiral tungkol sa mga pharmacokinetics ng anestetiko na pinag-aralan. Gayunpaman, ang kritikal na katotohanan ay ang pagkakaiba ng kasarian ay malawakang naiulat sa lahat ng mga grupong etniko sa ngayon ay pinag-aralan bilang suportado ng mga babaeng pasyente na may mas maraming komplikasyon sa post-operative na may pampamanhid. Kamakailan lamang, ang pagiging sensitibo ng pananakit ay naobserbahan sa mga malulusog na babae, tatlumpung Chinese at tatlumpung Indian, kasama ang babaeng Indian na kalahok na nagpapakita ng mas mataas na pagiging sensitibo sa sakit kaysa sa kanilang mga Chinese na kasamang kalahok (Ng, 2019).

CHAPTER 1

GENDER AND ETHNICITY IN RECOVERY FROM ANAESTHESIA

As far back as 2001, Ortolani, Conti, Sall, *et al.* (2001) reported that forty-five Black Africans of Senegalese ethnicity took a longer time to recover from propofol anaesthesia when compared with an equivalent number of Caucasians of Italian background based on the evidence from a bispectral index of propofol metabolism. Within the same period, an Australian study by Myles *et al.* (2001) reported gender differences in two hundred and forty-one male patients and two hundred and twenty-two female patients undergoing surgery with propofol anaesthesia. Female patients resulting from hormonal differences that impacted propofol anaesthesia's metabolism were able to recover as measured by eye-opening and obeying commands but reported more post-operative complications (Myles *et al.* 2001).

Researchers recognize gender and racial differences in metabolism. Several studies have been conducted afterward but with more focus on racial clinical parameters and fewer studies on racial pharmacokinetics and gender-based pharmacokinetic differences. Understanding the difference between men and women is important in restoring the body to a state of consciousness after surgery with anaesthetics. Okunoren-Oyekenu et al (2014) and researchers around the world have observed this and anaesthesia can be stopped if drug-drug interactions occur. Differences between men and women regarding pain sensitivity can occur which can also lead to a delay in the restoration of the body to a state of consciousness (Ellermeier et al., 1995; Feine et al., 1991; Gutiérrez Lombana & Gutiérrez Vidál, 2012).

Variation in gender for binding to the μ (Op3) receptor leads to differences in the threshold for pain among gender (Zubeital *et al.*, 1999). The female patients in the Okunoren-Oyekenu *et al.* (2014) study had more post-operative backaches and headaches than the males. Overall, the females on thiopental anaesthesia had more post-operative complications than the females on propofol anaesthesia. Males had a better state at recovery than the females with the anaesthetics studied. Due to an increase in the tendency to have lumbar lordosis, migraine, and headaches, women are more at risk of post-operative complications like backaches, headaches, and nausea (Ajuzieogu *et al.,* 2011; Murrie *et al.,* 2003; Stadler *et al.*, 2003).

Sedative premedication was omitted in the patients of the Okunoren-Oyekenu *et al.* (2014) study. According to Stadler *et al.* (2003), "female gender, non-smoking status, and general anaesthesia increase both post-operative nausea and vomiting." Had sedative premedication been employed in their study of black patients, it is unsure if the pharmacokinetics of the anaesthetics studied would have been different. Maurice-Szamburski *et al.* (2015) did not find any significance between sedative premedication with lorazepam and perioperative experience. During the post-operative period, Kim *et al.* (2017) did not find any significance between sedative premedication with midazolam and recovery. Additional studies are needed with respect to the effects of pre-operative drugs and smoking status on recovery from anaesthesia.

Endotracheal tube intubation has been linked with post-operative sore throats and hoarseness, leading to post-operative sore throats been rated among the ten worst post-operative complications (Christensen *et al.,* 1994; Jaensson *et al.,* 2014; Loeser *et al.,* 1980 and Macario *et al.,* 1999). However, there are contradictory reports on gender-wise effects of endotracheal tube on sore throats (Canbay *et al.,* 2008; Myles *et al.,* 2001). Jaensson *et al.* (2014) studied endotracheal tube effects among gender and observed no gender difference in the incidence of post-operative sore throat and hoarseness, which may be attributed to using a reduced-sized endotracheal tube in women. The study by

Myles *et al.* (2001), Ajuzieogu *et al.* (2011), and Fenta *et al.* (2020) observed gender differences in post-operative sore throats incidence. To make statistically significant conclusions in gender-wise comparative studies, the weight of the males and females of the research must be comparable. Anaesthetic drugs were administered by weight (mg/kg) as a standard requirement, making their study results justifiable. However, other factors such as hormonal, neuroanatomical, and physiological differences among gender affect drug metabolism, resulting in the difference researchers have reported.

A few studies relating to racial differences reported that recovery from anaesthesia among patients was more rapid in Caucasians, followed by Brazilians, and then Kenyans had the worst recovery of all three groups studied (Ortolani, O., Conti, A., Ngumi, *et al.,* 2004). When Chinese, Indian, Malaysia, and Caucasian patients were compared, Chinese and Caucasian patients recovered faster, Malaysians and Indians had a slower recovery, but Indians were having the most prolonged time recovering from anaesthesia (Ortolani, Conti, Chani, *et al.,* 2004). Natarajan *et al.* (2011) compared fifty white and fifty black patients in Britain and obtained similar results with Ortolani, Conti, Sall, *et al.* (2001). Rather than providing a standard dose to all patients, the patients were anesthetized by racial requirement, which meant a lower propofol dose to initiate unconsciousness was required in blacks than in their white counterparts (Natarajan *et al.,* 2011). In the US, a comparison of fifteen black and twenty-eight white patients revealed differences among both groups with respect to their overall surgical experiences (Dos Santos Marques *et al.,* 2020). However, when post-operative pain among five hundred and eighty-five patients was analysed by age and gender, there was no clinically significant difference despite younger adults reporting increased pain scores (Kanaan, 2021).

Puri *et al.* (2011) studied propofol pharmacokinetics in Indian patients, and the results obtained were 5,500ng/ml at 2min and 0ng/ml at 24hrs after induction of anaesthesia for surgical procedures lasting two hours or less. It is not fully understood whether racial differences exist regarding the pharmacokinetics of the anaesthetics studied. However, the critical fact is that a gender difference is widely reported across all ethnic groups so far studied as supported by female patients having more post-operative complications with anaesthesia. More recently, pain sensitivity was observed among healthy females, thirty Chinese and thirty Indians, with female Indian participants exhibiting an increased sensitivity to pain than their Chinese co-participants (Ng, 2019).

Gender and ethnicity studies with respect to the pharmacokinetics of anaesthetic agents are not fully established in developing countries (Choo, 2020; Puri *et al.,* 2011). While Puri *et al.* (2011) studied propofol pharmacokinetics in twenty-six Indian patients undergoing surgery for less than two hours, Okunoren-Oyekenu *et al.* (2014) performed an additional step of investigating differences in the pharmacokinetics of propofol and thiopental maintained with halothane or isoflurane by a gender-wise comparison of twenty black females and twenty black males undergoing surgery for nine hours or less. Studies to analyse the influence of ethnicity on the metabolism of drugs like anaesthetic agents should be encouraged to enhance individualized dosage regimen.

KABANATA 2

MGA ETNIKONG PAGKAKAIBA SA PAGGALING MULA SA PAMPAMANHID PAGKATAPOS NG RHINOPLASTY

Sa nakaraang kabanata, ang etnisidad ayon sa tinukoy ng kulay ng balat at ang epekto nito sa paggaling mula sa kawalan ng pakiramdam ay natugunan. Ang impluwensya ng kasarian sa pagbawi ay natugunan din. Gayunpaman, ang uri ng operasyon ay maaari ring mag-ambag sa paggaling mula sa kawalan ng pakiramdam. Ang mga komplikasyon sa vascular, migraine, at pananakit ng ulo ay naiulat bilang ilang masamang pangyayari kasunod ng non-surgical rhinoplasty (Benjamin et al., 2020; Chen, Liu & Fan, 2016). Bagama't maaaring makamit ang rhinoplasty sa pamamagitan ng non-surgically, ang pokus ng pagsusuri na ito ay surgical rhinoplasty sa ilalim ng pangkalahatang pangpamanhid.

Ang mga tao ay may katulad na anatomya anuman ang lahi, ngunit ang isang kamangha-manghang pagkakaiba-iba ng etniko ay ang ilong dahil sa mga pagkakaiba sa hugis at sukat. Ang mga pasyente ng Okunoren-Oyekenu et al. (2014) ang pag-aaral ay mga itim na pasyente. Pinag-aralan ni Zhuang et al., 2010 ang paggamit ng personal na proteksyong kagamitan (PPK) sa isang magkakaibang etnikong manggagawa sa US at naobserbahan ang isang pagkakaiba-iba sa arkitektura ng ilong. Ayon kay Zhuang et al. (2010), "Ang mga Aprikano-Amerikano ay may istatistika na mas maikli, mas malawak, at mas mababaw na ilong kaysa sa mga Caucasians. Inihayag din na ang mga ilong na may lahing Aprikano ay tumitimbang ng higit sa ibang mga lahi (Zhuang et al., 2010). Batay sa mga pagkakaiba-iba sa lapad at timbang na ito, ang mga ilong na may lahing Aprikano ay malamang na mangangailangan ng mas mahabang tagal ng operasyon para sa mga layuning estetiko o pagpapabuti sa paggana ng paghinga kumpara sa mga ilong mula sa ibang mga lahi.

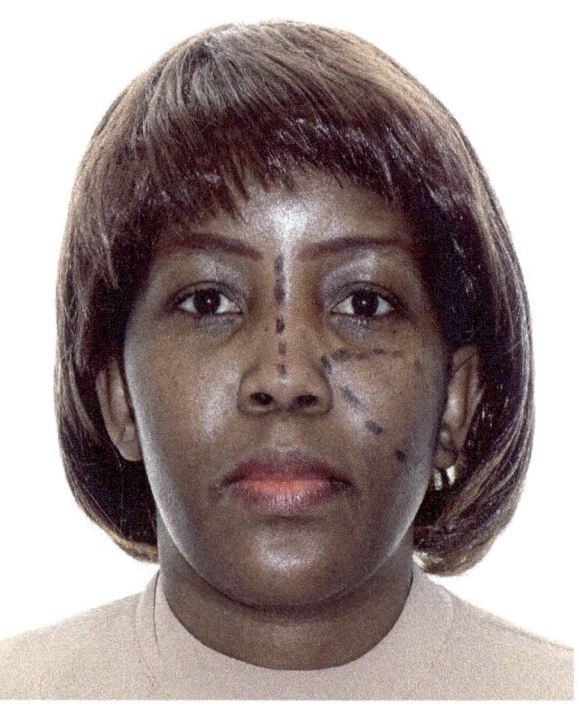

Figure 1. Halimbawa ng isang imahe ng mga marka para sa operasyon sa mukha.Kredito sa pagmamarka ng mukha; ang May-akda (Yewande Okunoren-Oyekenu).

Ipinapakita ng Pigura1 ang isang itim na babaeng modelo (ang may-akda) na nagpapakita ng mga marka sa mukha para sa operasyon. Nagsisilbi itong pagpapabuti sa mga karaniwang magagamit na larawan sa mga medikal na aklat dahil sa pagkakaiba-iba sa mga lahi ng mga modelong ipinakita para sa pag-aaral. Dapat hikayatin ang mga itim na modelo na makibahagi sa pag anunsiyo ng mga kagalang-galang na serbisyo at produkto ng medikal. Ang may-akda ay masaya sa kanyang imahe na nasa aklat na ito dahil siya rin ay isang komersyal na modelo para sa mga produktong nauugnay sa pangangalagang pangkalusugan. Ang may-akda ay mayroon ding kanyang larawan sa pabalat ng aklat bilang isang halimbawa ng kalahating mukha. Nagsisilbi siyang huwaran para sa mga itim na babaeng siyentipiko upang epektibong isulong ang mga serbisyo sa pangangalagang pangkalusugan kapag mayroon silang tumpak na kaalaman sa produkto.

Dahil pinag-aralan at napag-aralan ang mga pagkakaibang etniko sa epekto ng paggaling mula sa kawalan ng pakiramdam, tinutukoy din ng uri ng pagbabago sa ilong ng mga pasyente ang tagal ng operasyon at, sa kabila nito, ang tagal ng pampamanhid na humahantong sa mga pagkakaiba sa paggaling pagkatapos ng rhinoplasty sa ilalim ng pagkakalantad sa pangkalahatang kawalan ng pakiramdam. Ayon kay Gao et al. (2018), "kumpara sa mga babaeng Puti, mas gusto ng mga babaeng taga Silangang Asya ang maliit, maselan, at hindi gaanong matibay na mukha, mas mababang posisyon ng dobleng talukap ng mata, mas mapurol na nasofrontal na anggulo, mas bilugan ang dulo ng ilong, mas maliit na tip projection, at medyo mas retruded na mandibular profile". Iniulat ng Ramanadham (2021) na ang mga kababaihan sa Timog Asya ay binubuo ng mga minoryang grupo sa pagsasanay sa plastic surgery sa US. Sa mga uri ng pagbabagong kinakailangan sa mga ilong batay sa mga kagustuhang etniko at kakulangan ng mga babaeng plastic na siruhano mula sa mga etnikong pinagmulan, ang pakikipagtulungan sa mga siruhano sa mga bansang Aprikano at Asyano ay dapat hikayatin upang mapabuti ang mga resulta para sa mga pasyenteng ito na naghahanap ng westernisasyon ng kanilang mga ilong. Ang mga pagkakaiba sa etniko ay nagpapahiwatig na ang pagsasanay sa rhinoplasty ay dapat na sensitibo sa etnisidad. Ang rhinoplasty at ang epekto nito sa paggaling mula sa kawalan ng pakiramdam ay dapat na maingat na ipaliwanag sa mga pasyente bilang isang indibidwal na karanasan sa halip na isang karaniwang huwaran ng paggaling dahil sa pagkakaiba-iba sa etnisidad (Villanueva et al., 2019).

CHAPTER 2

ETHNIC DIFFERENCES IN RECOVERY FROM ANAESTHESIA

AFTER RHINOPLASTY

In the previous chapter, ethnicity as defined by skin colour and its impact on recovery from anaesthesia was addressed. The influence of gender on recovery was also addressed. However, the type of surgery may also contribute to recovery from anaesthesia. Vascular complications, migraines, and headaches have been reported as some adverse events following non-surgical rhinoplasty (Benjamin *et al.*, 2020; Chen, Liu & Fan, 2016). While rhinoplasty may be achieved non-surgically, the focus of this review is surgical rhinoplasty under general anaesthesia.

Humans have similar anatomy irrespective of race, but one fascinating ethnic variation is the nose due to differences in shape and size. The patients of the Okunoren-Oyekenu *et al.* (2014) study were black patients. Zhuang *et al.*, 2010 studied the use of personal protective equipment (PPE) among an ethnically diverse US workforce and observed a variation in the architecture of the nose. According to Zhuang *et al.* (2010), "African-Americans have statistically shorter, wider, and shallower noses than Caucasians." It was also revealed that noses of African descent weigh more than other races (Zhuang *et al.*, 2010). Based on these variations in width and weight, noses of African descent will likely require a longer duration of surgery for aesthetic purposes or improvement in breathing function compared with noses from other races.

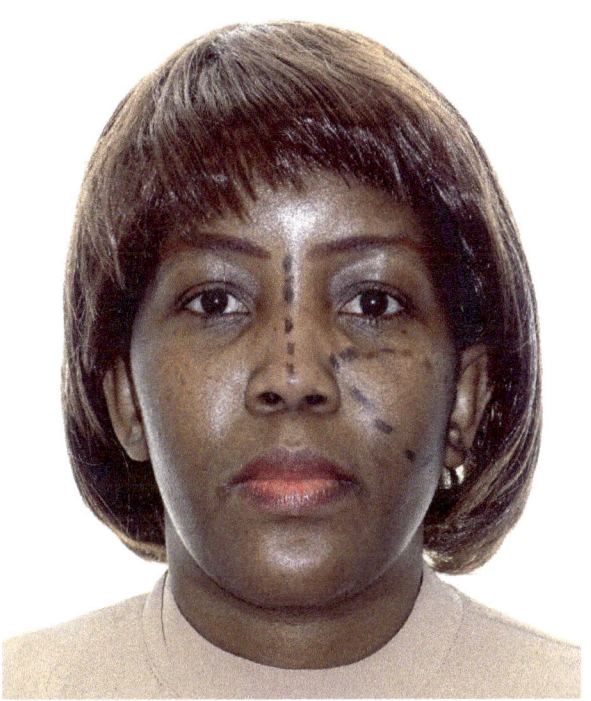

Figure 1. Example of an image of markings for facial surgery

Facial marking credit; the Author (Yewande Okunoren-Oyekenu).
Figure 1 shows a black female model (the author) display of facial markings for surgery. It serves as an improvement over commonly available images in medical books due to variation in races of models presented for study. Black models should be encouraged to take part in the advertisement of reputable medical services and products. The author is happy to have her image in this book as she is also a commercial model for healthcare-related products. The author also has her image on the book's cover as an example of a facial half. She serves as a role model for black female scientists to promote healthcare services effectively when they have accurate product knowledge.

As ethnic differences have been studied and revealed to impact recovery from anaesthesia, the type of transformation to the nose of patients also determines the duration of surgery and, in turn, duration of anaesthesia leading to differences in recovery after rhinoplasty under exposure to general anaesthesia. According to Gao *et al.* (2018), "compared with White women, East Asian women prefer a small, delicate, and less robust face, lower position of double eyelid, more obtuse nasofrontal angle, rounder nose tip, smaller tip projection, and slightly more retruded mandibular profile". Ramanadham (2021) reports that South Asian women comprise minority groups in plastic surgery practice in the US. With the kinds of transformation required to noses based on ethnic preferences and a shortage of female plastic surgeons from ethnic backgrounds, collaboration with surgeons in African and Asian countries should be encouraged to improve outcomes for these patients seeking westernization of their noses. The ethnic differences imply that training in rhinoplasty should be sensitive to ethnicity. Rhinoplasty and its impact on recovery from anaesthesia should be carefully explained to patients as an individual experience instead of a standard recovery pattern due to variation in ethnicity (Villanueva *et al.*, 2019).

KABANATA 3

PAGSUKAT NG SAKIT SA PAMAMAHALA NG PAMPAMANHID

Ang mga pagkakaiba ng kasarian at etniko sa pagbawi mula sa pangkalahatang kawalan ng pakiramdam ay pinag-aralan nang ilang taon. Malawakang itinatag na may mga pagkakaiba sa kasarian at etnisidad tungkol sa oras ng paggaling mula sa kawalan ng pakiramdam. Ang hindi pa ganap na naitatag ay ang pharmacologic na paliwanag para sa mga naobserbahang pagkakaibang ito. Kapag nangangalap ng mga kalahok sa pag-aaral para sa medikal na pananaliksik, may posibilidad na ibukod ang mga babae dahil sa mga alalahanin tungkol sa teratogenicity (katutubong kapansanan) at ilang etikal na alituntunin na awtomatikong mapapasama ang mga kababaihan sa listahan ng pagbubukod.

Ang naobserbahang pagkakaiba ng kasarian sa pagbawi mula sa propofol at thiopental (pinananatili sa halothane o isoflurane) na ibinigay ng Okunoren-Oyekenu et al. (2014) na pag-aaral ay suportado ng mga pharmacokinetic na parametro na nakuha gamit ang pagsusuri sa laboratoryo at kaukulang klinikal na pagtatasa. Ang paghahambing ng kasarian sa paggaling mula sa kawalan ng pakiramdam sa pamamagitan ng pharmacokinetic na pag-aaral na ito ay nasiyahan ang pangangailangan na ipaliwanag ang mga naobserbahang pagkakaiba sa kasarian at sa mga itim na pasyente na kabilang sa grupo ng mga nag-aatubili na pasyente na makisali sa mga programa sa pananaliksik. Ang mga naobserbahang klinikal na kinalabasan sa mga pasyente ay sinamahan ng mga parametro ng pharmacokinetic sa ilang mga pag-aaral. Gayunpaman, ang isang lugar ng pag-aalala ay ang pagsukat ng mga marka ng sakit, dahil ito ay isang limitasyon sa pag-aaral sa iba't ibang mga pag-aaral sa pananaliksik.

Ang pananakit ay pansarili, at may mga magkasalungat na ulat sa mga marka ng sakit sa maraming resulta ng pananaliksik dahil sa mga pasyente na nagbibigay ng mga marka dahil sa impluwensyang sikolohikal o kultural. Naobserbahan ni Gutiérrez Lombana & Gutiérrez Vidál (2012) na habang ang mga pasyenteng lalaki ay nag-ulat ng walang pananakit o banayad na pananakit kapag tinanong ng mga babaeng medikal na kawani, ang mga babaeng pasyente, sa kabilang banda, ay nag-ulat ng mas mataas na mga marka ng pananakit kaysa sa kanilang mga katapat na lalaki noong sila ay tinanong ng mga lalaking medikal na kawani. . Ang mga isyu tulad nito ay humahantong sa labis na dosis ng gamot sa pananakit kung ang pasyente ay nag-ulat sa sarili ng isang aktwal na pagtaas ng marka. Gayundin, ang matinding pananakit ng isang pasyente ay maaaring ilarawan bilang banayad na pananakit ng isa pang pasyente depende sa kanilang limitasyon sa sakit at pagpapaubaya, gaya ng naobserbahan sa mga pag-aaral sa paghahambing na gender-wise. Ang mga inobasyon na katulad ng mga digital na blood-glucose meter na maaaring tumpak na masukat ang mga antas ng sakit kumpara sa mga naiulat na marka ng pasyente ay kailangan sa pamamahala ng sakit.

Maraming mga pag-aaral ang nag-ulat ng mga pagkakaiba sa kasarian na may paggalang sa paggaling mula sa kawalan ng pakiramdam. Ang ilang mga pag-aaral ay napansin ang mga pagkakaiba ng kasarian sa paggaling bilang ang kakayahang ma diskarga tulad ng sinusukat sa pamamagitan ng pagbabalik ng kamalayan at pagpapanumbalik ng pre-operative pisyolohiya/malusog na estado ng indibidwal (Eduardo et al., 2016). Sa kasamaang palad, ang mga kababaihan ay natagpuan na lumala ang mga epekto mula sa pangkalahatang kawalan ng pakiramdam sa kabila ng pinahusay na kakayahang sumunod sa mga utos sa agarang post-operative na panahon kumpara sa kanilang mga katapat na lalaki (Ajuzieogu et al., 2011). Ayon kay Myles et al. (2001), tatlumpu't tatlong porsyento ng mga kababaihan laban sa labing anim na porsyento ng mga lalaki ang nakakaranas ng mga komplikasyon pagkatapos ng operasyon tulad ng post-operative na pagduduwal at pagsusuka, pananakit ng ulo, pananakit ng likod, at pananakit ng lalamunan. Ipinahihiwatig nito na dapat ilarawan ng pananaliksik ang paggaling mula sa pampamanhid nang may pag-iingat upang maiwasan ang maagang paglabas ng mga pasyente, na maaaring humantong sa mas mataas na saklaw ng mga muling admisyon na nauugnay sa mga komplikasyon sa post-operative (Kelly et al., 2015; Kohlnhofer et al., 2014). Ang mga anestetikong ahente tulad ng propofol ay lipophilic (mahilig sa taba); samakatuwid, ang mga pasyente na napakataba ay malamang na makaranas ng lumalalang epekto tulad ng pagduduwal at pagsusuka.

Ang kasalukuyang pangkalahatang anestetika na ginagamit sa buong mundo ay nagdudulot ng hindi kanais-nais na mga epekto; gayunpaman, dahil sa mga intricacies na pumapalibot sa pag-apruba ng mga bago o potensyal na mga therapeutic agent, naging mahirap na gumawa ng mga gamot na may mga partikular na target na reseptor at mas mababang epekto. Ang karagdagang pananaliksik sa mga pagkakaiba ng kasarian ay kailangan upang matukoy kung anong mga salik ang sanhi ng mga pagkakaibang ito. Ang pagsusuri sa pharmacokinetic ng mga ahente ng pampamanhid ay maaaring makabuo ng data tulad ng konsentrasyon kumpara sa mga kurba ng oras, na maaaring magbigay ng kaunawaan sa kung paano lumitaw ang mga pagkakaiba sa mga lalaki at babae sa halip na umasa sa pagbubukas ng mata, pagsunod sa mga utos o mga marka ng sakit bilang mga sukat. Ang tumpak na klinikal at pharmacokinetic na paghahambing ay isang gamit sa pagtukoy ng pagkakaiba-iba sa pamamahagi ng gamot ng mga anestetiko sa pagitan ng kasarian at ang mga epekto nito sa paggaling.

Sa konklusyon, ang uri ng sakit, uri ng operasyon, istraktura ng utak, at iba pang mga katangian ng pasyente ay nakakaimpluwensya rin sa metabolismo ng mga ahente ng pampamanhid. Ang Rhinoplasty ay tinalakay sa modyul na ito dahil ang mga pagkakaiba-iba ng etniko ay lumitaw sa hugis at sukat ng ilong, na nakakaapekto sa tagal ng operasyon at pampamanhid kapag kinakailangan ang pagbabago. Ang non-surgical rhinoplasty ay maaaring may mga pakinabang kaysa surgical rhinoplasty; gayunpaman, maraming mga pasyente ang kailangang bumaling sa mga hindi lisensyadong kosmetikong siruhano dahil sa kakulangan ng mga propesyonal na plastic surgeon (Ramanadham, 2021). Ang pandemya ng COVID-19 ay maaari ring makaapekto sa pangangailangan para sa rhinoplasty dahil sa paggamit ng face mask, na malamang na magdulot ng pinsala sa ilong, kung saan ang mga manggagawa sa pangangalagang pangkalusugan ay nasa mas malaking panganib dahil sa matagal na paggamit ng mga maskara sa mga setting ng pangangalagang pangkalusugan (Cabbarzade, 2020). Sa pagpapabuti ng pagkakaiba-iba at mga programa sa pagsasama upang madagdagan ang bilang ng mga babaeng plastic surgeon, magkakaroon ng pagbawas sa mga komplikasyon mula sa rhinoplasty kapag ang mga ito ay ginanap ng mga lisensyadong praktisyoner (Keane et al., 2021; Ramanadham, 2021). Inirerekomenda ang mga pag-aaral na sumusukat sa mga pharmacokinetics at klinikal na epekto ng mga alternatibo at pinahusay na pangkalahatang ahente ng anestetiko sa pamamagitan ng pagsasama-sama ng impluwensya ng etnisidad, kasarian, edad, labis na katabaan, ugali sa pag-inom, at katayuan sa paninigarilyo sa paggaling mula sa pampamanhid. Dapat ding suriin ng mga prospektibo na pag-aaral ang papel ng pinsala sa utak sa paggaling mula sa kawalan ng pakiramdam. Ang susunod na modyul sa kursong ito ay Anestetiko Pharmacology 201, traumatikong pinsala sa utak at ang implikasyon nito sa pampamanhid.

CHAPTER 3

PAIN MEASUREMENT IN ANAESTHESIA MANAGEMENT

Gender and ethnic differences in recovery from general anaesthesia have been studied for several years. It has been widely established that there are differences in gender and ethnicity concerning recovery time from anaesthesia. What has not been fully established is the pharmacologic explanation for these observed differences. When recruiting study participants for medical research, there is a tendency to exclude females due to concerns surrounding teratogenicity (congenital disabilities) and some ethical guidelines that automatically make women fall into the exclusion list.

The observed gender differences in recovery from propofol and thiopental (maintained on halothane or isoflurane) provided by the Okunoren-Oyekenu *et al.* (2014) study have been supported by the pharmacokinetic parameters obtained with laboratory analysis and corresponding clinical assessment. Gender comparison in recovery from anaesthesia by this pharmacokinetic study has satisfied the need to explain the observed differences in gender and in black patients who fall within the group of reluctant patients to engage in research programs. Observed clinical outcomes in patients have accompanied pharmacokinetic parameters in several studies. However, one area of concern is the measurement of pain scores, as this has been a study limitation in various research studies. Pain is subjective, and there are contradictory reports on pain scores across multiple research results due to patients providing scores because of psychologic or cultural influence. Gutiérrez Lombana & Gutiérrez Vidál (2012) observed that while male patients reported no pain or mild pain when asked by female medical staff, female patients, on the other hand, reported higher pain scores than their male counterparts when they were asked by male medical staff. Issues such as this lead to an overdose of pain medication if the patient has self-reported an actual score increase. Also, one patient's extreme pain can be described as mild pain by another patient depending on their pain threshold and tolerance, as observed in gender-wise comparative studies. Innovations similar to digital blood-glucose meters that can accurately measure pain levels as opposed to patient self-reported scores are needed in pain management.

Several studies have reported differences in gender with respect to recovery from anaesthesia. Some studies observed gender differences in recovery as the ability to be discharged as measured by regaining consciousness and restoring the individual's pre-operative physiologic/healthy status (Eduardo *et al.,* 2016). Unfortunately, women are found to have worsened side effects from general anaesthesia despite the enhanced ability to obey commands in the immediate post-operative period compared to their male counterparts (Ajuzieogu *et al.,* 2011). According to Myles *et al.* (2001), thirty-three percent of women versus sixteen percent of men experience post-operative complications such as post-operative nausea and vomiting, headaches, backaches, and sore throats. It implies that research should describe recovery from anaesthesia with caution to avoid patients' early discharge, which may lead to the higher incidence of readmissions associated with post-operative complications (Kelly *et al.,* 2015; Kohlnhofer *et al.,* 2014). Anaesthetic agents such as propofol are lipophilic (fat-loving); hence, patients that are obese are likely to experience worsened side effects such as nausea and vomiting.

The current general anaesthetics used globally cause undesirable side effects; however, due to intricacies surrounding the approval of new or potential therapeutic agents, it has been challenging to create drugs that have specific target receptors and lesser side effects. Additional research on gender differences is needed to identify what factors cause these differences. Pharmacokinetic analysis of anaesthetic agents can generate data such as concentration versus time curves, which may give insight into how differences in men and women arise rather than relying on eye-opening, obeying commands or pain scores as measurements. Accurate clinical and pharmacokinetic comparison is a tool in identifying the variation in the drug distribution of the anaesthetics between the gender and its effects on recovery.

In conclusion, the type of disease, type of surgery, brain structure, and other patient characteristics also influence anaesthetic agents' metabolism. Rhinoplasty has been addressed in this module as ethnic differences arise with the nose's shape and size, impacting surgery and anaesthesia duration when a transformation is required. Non-surgical rhinoplasty may have advantages over surgical rhinoplasty; however, many patients have had to turn to unlicensed cosmetic surgeons due to a shortage of professional plastic surgeons (Ramanadham, 2021). The COVID-19 pandemic may also impact the need for rhinoplasty due to face mask use, which is likely to cause damage to the nose, with healthcare workers being at greater risk due to prolonged use of masks in healthcare settings (Cabbarzade, 2020). With improvement in diversity and inclusion programs to increase the number of female plastic surgeons, there will be a reduction in complications from rhinoplasty when they are performed by licensed practitioners (Keane *et al.*, 2021; Ramanadham, 2021). Studies that measure the pharmacokinetics and clinical effects of alternative and improved general anaesthetic agents by combining the influence of ethnicity, gender, age, obesity, drinking habit, and smoking status in the recovery from anaesthesia are recommended. Prospective studies should also examine the role of brain damage on recovery from anaesthesia. The next module in this course is Anaesthetic Pharmacology 201, traumatic brain injury and its implication in anaesthesia.

MGA SANGGUNIAN/REFERENCES

Ajuzieogu, V.O., Amucheazi, A.O., Ezike, H.A. and Nwajiobi, C. (2011). Gender difference and quality of Recovery after general anaesthesia. *The Internet Journal of Anesthesiology*. 28.2.

Benjamin, M., McGregor, A., Yousif, S., Shaikh, D., & Reish, R. G. (2020). Entrapment Neuropathy Causing Persistent Headache Symptoms after Nonsurgical Rhinoplasty. *Plastic and reconstructive surgery. Global open*, *8*(12), e3209.

Cabbarzade, C. (2020). A Practical Way to Prevent Nose and Cheek Damage Due to the Use of N95 Masks in the COVID-19 Pandemic, *Aesthetic Surgery Journal*, 40(10), NP608–NP610.

Canbay, O., Celebi, N; Sahin, A; Celiker, V., Ozgen, S. and Aypar, U. (2008). Ketamine gargle for attenuating post operative sore throats *British Journal of Anesthesia* 100.4; p490 – 493.

Chen, Q., Liu, Y., & Fan, D. (2016). Serious Vascular Complications after Nonsurgical Rhinoplasty: A Case Report. *Plastic and reconstructive surgery. Global open*, *4*(4), e683.

Choo, V. (2020). The State of Anesthesia Practice in Sub-Saharan Africa: Statistics, Case Studies, and Ways Forward. The University of Texas South Western Medical Center, Thesis.

Christensen, A.M; Willemoes – Larsen, H; Lundby, L and Jakobsen, K.B. (1994). Postoperative throat camplaints after tracheal intubation. *British Journal of Anaesthesia* 73; p786 – 787.

Christensen, J.H; Andreasen, F and Jansen, J.A. (2011). Influence of Age and Sex on the pharmacokinetics of thiopentone. *Br J Anaesth* 53. 11:1189 – 1195.

Dos Santos Marques, I.C., Herbey, I.I., Theiss, L.M., Hollis, R.H., Knight, S.J., Davis, T.C., Fouad, M. & Chu, D.I. (2020). Understanding the Surgical

Experience for African-Americans and Caucasians With Enhanced Recovery. *Journal of Surgical Research*, 250; p.2-22.

Eduardo, T. M., Fábio, C. O. L., Bernardo, R.N., Gustavo, F.P.S., Nathália V. & Laís, H.C.N. (2016). Quality of recovery from anesthesia of patients undergoing balanced or total intravenous general anesthesia. Prospective randomized clinical trial, Journal of Clinical Anesthesia, 35; p369-375.

Ellermeier, W. and Westphal, W. (1995). Gender differences in pain ratings and pupil reactions to painful pressure stimuli. *Pain* 61; p435 -439.

Feine, J.S; Bushnell, M.C; Miron, D. and Duncan, G.H. (1991). Sex differences in the perception of noxious heat stimuli. *Pain* 44; p255 – 262.

Fenta, E.,Teshome, D., Melaku, D. & Tesfaw, A. (2020). Incidence and factors associated with postoperative sore throat for patients undergoing surgery under general anesthesia with endotracheal intubation at Debre Tabor General Hospital, North central Ethiopia: A cross-sectional study. *International Journal of Surgery Open*, 25; p.1-5.

Gao. Y., Niddam, J., Noel, W., Hersant, B. & Meningaud, J. P. (2018). Comparison of aesthetic facial criteria between Caucasian and East Asian female populations: An esthetic surgeon's perspective, *Asian Journal of Surgery*, 41(1); p4-11.

Gutiérrez Lombana, W, & Gutiérrez Vidál, S. E. (2012). Pain and gender differences. A clinical approach. *Colombian Journal of Anestesiology, 40*(3); p207-212.

Jaensson, M., Gupta, A. & Nilsson, U. (2014). Gender differences in sore throat and hoarseness following endotracheal tube or laryngeal mask airway: a prospective study. *BMC Anesthesiol* 14(56).

Kanaan, S.F., Melton, B.L., Waitman, L.R., Simpson, M.H. and Sharma, N.K. (2021), The effect of age and gender on acute postoperative pain and function following lumbar spine surgeries. *Physiother Res Int*, 26.

Keane, A. M., Larson, E. L., Santosa, K. B., Vannucci, B., Waljee, J. F., Tenenbaum, M., Mackinnon, S. E. & Snyder-Warwick, A. K. (2021). Women in Leadership and Their Influence on the Gender Diversity of Academic Plastic Surgery Programs, *Plastic and Reconstructive Surgery*, 147(3); p.516-526.

Kelly, K.N., Iannuzzi, J.C., Aquina, C.T., Probst, C.P., Noyes, K., Monson, J.R.T. and Fleming, F.J. (2015). Timing of Discharge: a key to Understanding the Reason for Readmission after Colorectal Surgery. *J Gastrointest Surg* 19; p418-428.

Kim, M. H., Kim, M. S., Lee, J. H., Seo, J. H., & Lee, J. R. (2017). Can quality of recovery be enhanced by premedication with midazolam?: A prospective, randomized, double-blind study in females undergoing breast surgery. *Medicine, 96*(7), e6107.

Kohlnhofer, B.M., Tevis, S. E., Weber, S. M. & Kennedy, G. D. (2014). Multiple complications and short length of stay are associated with postoperative readmissions, *The American Journal of Surgery*, 207(4); p.449-456.

Loeser, E.A., Bennett, G.M., Orr D.L. and Stanlrey, T.H. (1980). Reduction of postoperative sore throat with new endotracheal tube cuffs. *Anesthesiology*. 52; p257.

Marcario, A. Weinger, M., Carney, S. and Kim, A. (1999). Which clinical anaesthesia outcome are important to avoid? The perspective of patients. *Anesth Analg*. 89; p652 – 658.

Maurice-Szamburski A, Auquier P, Viarre-Oreal V, *et al.* (2015). Effect of Sedative Premedication on Patient Experience After General Anesthesia: A Randomized Clinical Trial. *JAMA*, 313(9); p916–925

Murrie, V. Dixon, A., Hollingworth, W; Wilson, H and Doyle, T. (2003). Lumbar lordosis: study of patients with and without low back pain. *Clinical Anatomy*, 16; p144 – 147.

Myles P.S., McLeod A.D., Hunt J.O., and Fletcher, H. (2001). Sex differences in speed of emergence and quality of recovery after anaesthesia; cohort study. *British Medical Journal,* 322; p710-711.

Natarajan, A., Strandvik, G.F., Pattanayak, R., Chakithandy, S., Passalacqua, A.M., Lewis, C.M. and Morley, A.P. (2011). Effect of ethnicity on the hypnotic and cardiovascular characteristics of propofol induction. *Anaesthesia,* 66; p15-19.

Ng, T. S. (2019). Racial differences in experimental pain sensitivity and conditioned pain modulation: a study of Chinese and Indians. *Journal of pain research, 12,* 2193–2200.

Okunoren-Oyekenu, Y., Sanusi, A., *et al.* (2014). Gender comparison of recovery from intravenous and inhalational anaesthetics among adult patients in South-West Nigeria (1064.3). *The FASEB Journal, 28.*

Ortolani, O., Conti, A., Chan, Y. K., Sie, M. Y., & Ong, G. S. Y. (2004). Comparison of Propofol Consumption and Recovery Time in Caucasians from Italy, with Chinese, Malays and Indians from Malaysia. *Anaesthesia and Intensive Care, 32*(2); p250–255.

Ortolani, O., Conti, A., Ngumi, Z.W., Texeira, L., Olang, P., Amani, I. & Medrado, V.C. (2004). Ethnic differences in propofol and fentanyl response: a comparison among Caucasians, Kenyan Africans and Brazillians. *European Journal of Anesthesiology,* 21(4); p314-319.

Ortolani, O., Conti, A., Sall, B., Salleras, J., Diouf, E., Kane, O., Roberts, S. & Novelli, G. (2001). The recovery of Senegalese African Blacks from intravenous anesthesia with propofol and remifentanil is slower than that of Caucasians. *Anesthesia & Analgesia,* 93(5); p1222-1226.

Puri, A., Mehdi, B. Panda, N.B. Puri, G.D. and Dhawan, S. (2011). Estimation of Pharmacokinetics of propofol in Indian patients by HPLC method. *J. Analy Bioanal Techniques.* 2.2: 1000120.

Ramanadham, S. R. (2021). South Asian Women: The Unexpected Minority in Plastic Surgery, *Plastic and Reconstructive Surgery*: 147(3); p.792-794.

Stadler, M., Bardiau, F., Seidel, L., Albert, A. and Boogaerts, J.G. (2003). Difference in risk factors for post operative nausea and vomiting. *Anesthesiology*. 98; p.46 – 52.

Villanueva. N. L., Afrooz, P.N., Carboy, J.A., Rohrich, R.J. (2019). Nasal Analysis: Considerations for Ethnic Variation. *Plast Reconstr Surg*. 143(6); 1179e-1188e.

Zhuang, Z., Landsittel, D., Benson, S., Roberge, R. & Shaffer, R. (2010). Facial Anthropometric Differences among Gender, Ethnicity, and Age Groups, *The Annals of Occupational Hygiene*, 54(4); p.391–402.

Zubieta, J.K., Dannals, R.F. and Frost J.J. (1999). Gender and age influences on human   brain mu-opioid receptor binding measured by PET. *Am J Psychiatry*. 156; p.842 – 848.

MUNGKAHING PAGBASA/SUGGESTED READING

Berchtold, V., Stofferin, H., Moriggl, B., Brenner, E., Pauzenberger, R. & Konschake, M. (2017). The supraorbital region revisited: An anatomic exploration of the neuro-vascular bundle with regard to frontal migraine headache, *Journal of Plastic, Reconstructive & Aesthetic Surgery*, 70(9); p.1171-1180.

Campesi, I., Fois, M. and Franconi, F. (2013). Sex and Gender Aspects in Anesthetics and Pain Madication. In: Regitz-Zagrosek V. (eds). Sex and Gender Differences in Pharmacology. Handbook of Experimental Pharmacology, vol 214. Springer, Berlin, Heidelberg.

Dawidowicz, A.L., Kalitynski, R. and Fijalkowska, A. (2003), Free and bound propofol concentrations in human cerebrospinal fluid. British Journal of Clinical Pharmacology, 56: 545-550

Gilberto C., Roberto, T., Massimo T., Massimo T. and Bonfigli, A. (2001). Fast, Simple and Cost – effective determination of Thiopental in human plasma by a new HPLC technique. *Clinical Chimica Acta* 305; 41 – 45

Hoymork, S.C. and Raeder, J. (2005). Why do women wake up faster than men from propofol anaesthesia. *British Journal of Anaesthesia*. 95.5: p657 - 633.

Misal, U. S., Joshi, S. A., & Shaikh, M. M. (2016). Delayed recovery from anesthesia: A postgraduate educational review. *Anesthesia, essays and researches*, *10*(2); p164–172.

Xavier C., Smet, E., Lantsoght, K., Salvi, J., Bolon- Larger, M., and Boulieu. (2007). A   rapid and simple HPLC method for the analysis of propofol in biological fluids. *Journal of Pharmaceutical and Biomedical Analysis* 44; p680-682

TUNGKOL SA TAGAPAGSALIN

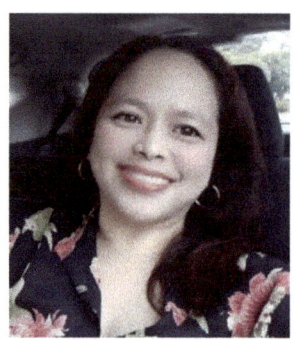

Si Cristine C. Aguinaldo ay isang lisensyadong guro mula sa bansang Pilipinas.Siya ay mahigit nang 25 taong nagtuturo bilang guro sa Ingles.Nakapagturo din siya sa mga estudyante mula sa iba't ibang bansa sa pamamagitan ng online na pagtuturo.Siya ay nabigyan ng karangalan bilang namumukod tanging guro sa loob ng 3 taon.Para sa kanya ang pagiging guro ang mabisang paraan para maibahagi ang kanyang kaalaman at magbigay ng inspirasyon sa mga estudyante na walang imposible basta buong puso magsisikap na matuto.Sa kasalukuyan siya ay nagtuturo ng Ingles at Filipino sa mga manggagawang pangkalusugan.

TUNGKOL SA MAY-AKDA

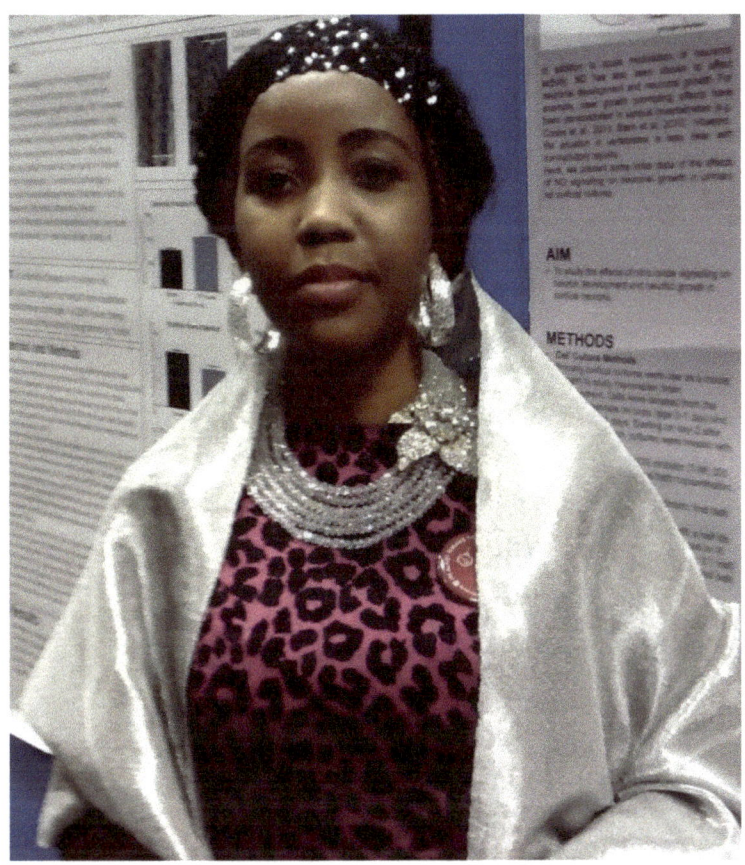

Si Yewande Okunoren-Oyekenu ay isang mananaliksik na interesado sa mga inobasyon sa pangangalagang pangkalusugan, mga diskarte sa negosyo, trauma, pag-aayos ng utak ng neonatal, kawalan ng pakiramdam, at pamamahala ng sakit. Siya ay may B.Sc. sa Biochemistry mula sa Olabisi Onabanjo University, Nigeria, at isang M.Sc. sa Pharmacology at Therapeutics na may espesyalisasyon sa Pharmacokinetics mula sa University of Ibadan, Nigeria. Nagsimula ang kanyang karera sa Doctorate sa University of Leicester, UK, kung saan nag-aral siya ng Cell Physiology and Pharmacology na may espesyalisasyon sa Neuroscience bago lumipat sa California Intercontinental University para sa Doctorate of Business Administration sa Healthcare Management and Leadership. Bilang CEO ni WENDY NOREN, tinutulay niya ang agwat sa pagitan ng medikal na pananaliksik at industriya upang matiyak ang mabilis na pagsasalin ng mga resulta ng pananaliksik upang makinabang ang mga pangangailangan ng lipunan. Nagsisilbi siya bilang Advisory Board Member para sa mga organisasyon ng pangangalagang pangkalusugan at hinihikayat ang mga edad 9-18 na makisali sa mga karera sa STEM.

ABOUT THE AUTHOR

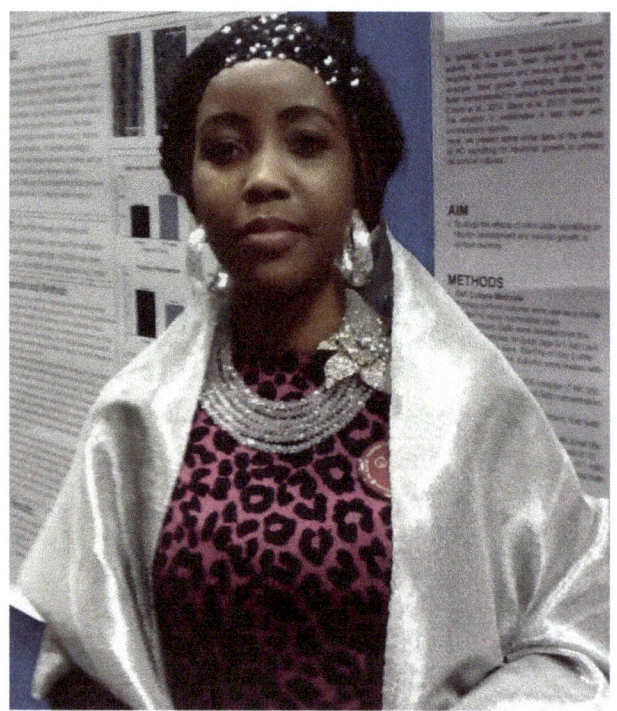

Yewande Okunoren-Oyekenu is a researcher interested in healthcare innovations, business strategies, trauma, neonatal brain repair, anesthesia, and pain management. She has a B.Sc. in Biochemistry from the Olabisi Onabanjo University, Nigeria, and an M.Sc. in Pharmacology and Therapeutics with a specialization in Pharmacokinetics from the University of Ibadan, Nigeria. Her Doctorate career started at the University of Leicester, UK, where she studied Cell Physiology and Pharmacology with a Neuroscience specialization before transferring to California Intercontinental University for a Doctorate of Business Administration in Healthcare Management and Leadership. As WENDY NOREN`S CEO, she bridges the gap between medical research and industry to ensure the rapid translation of research results to benefit societal needs. She serves as an Advisory Board Member for healthcare organizations and encourages ages 9-18 to engage in STEM careers.

www.ingramcontent.com/pod-product-compliance
Lightning Source LLC
Chambersburg PA
CBHW041104170526
45159CB00016B/3128